Macartney

AF336878

Macartney

OBSERVATIONS

SUR

LES DIFFORMITÉS

DE LA COLONNE DORSALE,

PRODUITES PAR LA FAIBLESSE DES MUSCLES DU DOS,
ET QU'ACCROÎT SOUVENT L'USAGE PRÉMATURÉ DES CORSETS, ETC.;

ET SUR

LES MOYENS D'Y REMÉDIER,

PAR JAMES MACARTNEY,

Docteur en Médecine, etc.

Mémoire traduit de l'Anglais,

PAR L. T. F. COLLADON,

Docteur en Médecine, etc., etc.

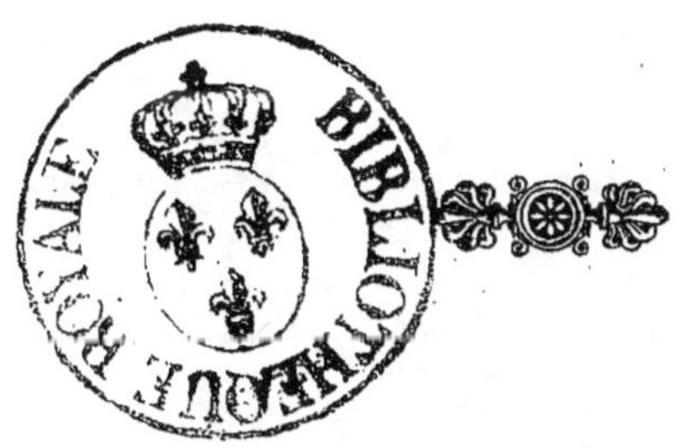

PARIS,

IMPRIMERIE DE SELLIGUE,

Rue des Vieux-Augustins, n. 8.

1826.

OBSERVATIONS

SUR LES

DIFFORMITÉS DE LA COLONNE DORSALE.

TROIS causes peuvent donner naissance à la distorsion de la colonne du dos. La première est cette maladie particulière qui se termine par l'ulcération des corps des vertèbres, et amène nécessairement une courbure très-prompte et très-saillante. La seconde a lieu quand l'absence de matière terreuse dans la composition des os les empêche de conserver leur forme naturelle, et les fait plier ou diminuer par suite de la pression exercée sur eux-mêmes. L'épine, dans ces deux cas, présente des degrés très-différens de courbure, suivant la mollesse des os. Elle se réduit chez quelques personnes à une légère difformité, mais chez d'autres l'épine présente plusieurs courbures latérales. très-considérables. La troisième cause de la distorsion de l'épine est la faiblesse des muscles qui servent à maintenir le corps dans la position rectiligne. La faiblesse des muscles contribue évidemment à accroître les courbures du genre le plus grave, et produit même, sans le ramollissement des os, une distorsion très-visible du dos. C'est un fait qui ne me paraît pas avoir été examiné jusqu'à ce jour d'une manière satisfaisante par les médecins, ou par les personnes intéressées à signaler promptement ou à prévenir la difformité qui pourrait se manifester chez les jeunes personnes.

Si l'on néglige les courbures même légères, comme il n'arrive que trop souvent, la colonne dorsale prendra bientôt une mauvaise direction; et il suffit de la durée d'une maladie, ou de l'habitude que l'on contracte de donner à son corps une attitude constante et toujours la même qu'exigent peut-être des études ou des occupations particulières, pour développer une distorsion qui peut devenir très-grave, et même permanente.

On fait quelquefois peu d'attention à de légères courbures de l'épine dorsale, dans la fausse supposition qu'on pourra plus tard déguiser ce défaut par l'artifice de la toilette. Mais le procédé le plus ingénieux, ou mis en œuvre avec le plus de soin, ne pourra jamais cacher une distorsion de l'épine de manière à ce que son influence fâcheuse sur le corps entier ne se fasse sentir au dehors, lors même que la cause en resterait inconnue. Une épine dorsale parfaitement droite communique aux mouvemens du tronc, et même des extrémités, une facilité et une grâce qui déterminent à notre insu, et malgré nous, le jugement que nous portons sur l'ensemble de la tournure, comme l'expression de la physionomie fixe plus ou moins promptement notre opinion sur une figure.

Il est si fréquent de voir l'épine du dos se dévier chez les femmes plutôt que chez les hommes, que l'on pourrait avec raison considérer cet accident comme une maladie propre au sexe féminin.

Il est donc indispensable de surveiller et de prévenir toute déviation de la forme naturelle du dos chez les jeunes filles qui sont dans la période de leur croissance. Les progrès que fait cette distorsion de l'épine dorsale, lorsque les autres os ne présentent pas de courbure qu'on puisse attribuer à leur mollesse, sont de nature à tromper l'œil le plus exercé. La déviation peut exister fort long-temps sans qu'on s'en doute. Les parens sont d'ordinaire les derniers à s'en apercevoir. Avant que la difformité soit bien sensible, on remarquera que la jeune personne, lorsqu'elle est immobile, évite de se tenir dans une attitude droite, et se penche sur ses compagnes ou sur quelque objet rapproché, et qu'elle préfère cette position particulière dans laquelle le poids de la tête s'écarte de la ligne moyenne du corps. On verra de même qu'en s'appuyant aussi pour écrire ou pour dessiner, elle s'incline plus volontiers d'un côté que de l'autre, et que toute remontrance sera vaine pour l'en détourner.

Le premier symptôme de difformité est ordinairement une projection inégale des os de l'épaule, qu'on attribue à une disposition vicieuse de l'omoplate lui-même. Chaque degré de courbure latérale occasionne une proéminence correspondante des côtes du côté où les vertèbres sont courbées, et fait saillir les os de l'épaule du même côté.

Pour examiner l'apparence que présente extérieurement l'épine, on doit faire asseoir la personne pendant quelques momens, en la plaçant le corps droit afin de produire chez elle un certain degré de fatigue; dans ce cas, s'il y a tendance à une courbure latérale, on s'en apercevra bientôt, parce que l'épine, cherchant à se reposer, se penchera sur le côté plutôt qu'en avant. On peut s'assurer du degré de courbure en suivant la projection des procès épineux le long du dos, et en en marquant la place avec de l'encre pour reconnaître plus facilement dans la suite la différence, s'il en existe.

Au lieu de se courber latéralement, il peut arriver que les courbures naturelles en forme d'S de l'épine augmentent assez pour produire une légère difformité. On observe surtout ce phénomène dans la partie de l'épine qui est située dans la région du dos , chez les enfans des deux sexes doués d'une constitution faible. Il est facile aussi d'expliquer , par l'affaiblissement des muscles du dos , la disposition qu'ont les épaules à se courber dans une période avancée de la vie. Je n'ai connu que deux cas dans lesquels la courbure de la portion de l'épine correspondante aux lombes, et qui se dirige naturellement en arrière , fut tellement augmentée qu'on pouvait la considérer comme une véritable distorsion.

Quand la courbure de l'épine dure depuis quelque temps, les corps des vertèbres qui y sont renfermées cèdent à la mauvaise direction que la colonne du dos a suivie. L'absorption les amincit d'un côté, tandis que de l'autre ils conservent ou excèdent même en quelques endroits leur épaisseur naturelle. Quand il a existé quelque temps une courbure considérable, elle en entraîne nécessairement une seconde dans quelque autre partie de l'épine , qui affecte une direction contraire , et celle-ci en produit souvent une troisième dans la direction de la première.

Les moyens que l'on juge les plus efficaces pour éviter les difformités de l'épine sont , je crois, précisément ceux qui tendent le plus à produire les courbures dont on ne voit malheureusement que trop d'exemples ; je veux parler des tentatives que l'on fait pour obliger les jeunes personnes à maintenir leur corps immobile dans la position rectiligne , et des obstacles qu'on oppose au développement du tronc et à l'exercice de ses muscles par l'usage prématuré des corsets.

Nous croyons nécessaire d'établir quelques principes physiologiques sur lesquels est fondée l'opinion que nous venons d'émettre. C'est une loi bien connue que les muscles ne peuvent exercer leur action sans des intervalles de repos. Quelque détermination qu'on ait prise, on ne pourra tenir le bras tendu que quelques minutes au plus. La sensation de la fatigue est moins facile à supporter que la plus grande douleur. Nous avons de fréquentes occasions de voir se vérifier cette assertion pendant des opérations chirurgicales.

On sait en général que les muscles se fortifient par l'exercice, mais on a négligé d'observer la différence qui existe entre les actions ordinaires des muscles et celles qui réclament de grands efforts. Le volume et la force des muscles n'augmentent pas par les mouvemens ordinaires, quelque fréquente que soit la répétition de ces actes, tandis que des efforts extraordinaires, accompagnés même de longs intervalles de repos, accroissent presque indéfiniment leur grosseur et leur force. Cette loi de l'action musculaire s'applique également aux muscles volontaires et involontaires. Le cœur, le diaphragme, les muscles qui servent sans cesse à l'usage de la parole, aux mouvemens des yeux et des lèvres, ne peuvent recevoir aucun accroissement pendant la vie, à moins qu'on ne les exerce à un degré extraordinaire.

Comme exemples opposés je citerai l'énorme volume que reçoivent les muscles antérieurs de la cuisse chez les anciens danseurs de théâtre, et la force prodigieuse qu'acquièrent les parties musculaires des organes internes, lorsqu'il existe quelque obstacle à l'expulsion des différens fluides qui y sont renfermés. A l'appui de cette assertion je citerai un cas des plus extraordinaires, que j'ai eu lieu d'observer il y a quelques mois. Par suite des efforts continuels que nécessitait l'état maladif des valves sémilunaires de l'aorte, le ventricule gauche du cœur avait acquis une énergie si disproportionnée avec la force des artères, que les petites branches en étaient rompues dans différentes parties du corps, et que des caillots de sang s'étaient formés principalement dans la substance du foie et derrière le péritoine. A la fin la tunique du foie se rompit, et le malade mourut par la quantité de sang qui se répandit dans la cavité de l'abdomen.

Une autre loi de l'action musculaire mérite d'être mentionnée. Les muscles qui restent dans l'inaction perdent de leur force et de leur volume; mais ce qui constitue le nonusage dans un cas peut ne pas l'être dans un autre, ou, en d'autres termes, plus un muscle est destiné à agir fréquemment, plus il importe de s'en servir si l'on veut empêcher qu'il ne perde de sa force. Il y a quelques muscles dans le corps dont on ne se sert que rarement. On trouve chez les animaux des muscles destinés à agir seulement dans certaines occasions, et dont ils peuvent n'avoir jamais besoin. Ces muscles ne perdent rien de leur grosseur pour rester sans mouvement; mais ceux dont on se sert d'une manière habituelle ne peuvent demeurer en repos sans éprouver une grande diminution de volume et de force.

Maintenant si nous appliquons les mêmes principes aux muscles qui sont attachés à l'épine du dos, nous verrons facilement combien il est dangereux d'épuiser leur force en cherchant à maintenir le corps dans une attitude quelconque mais permanente, de limiter leurs différens mouvemens, ou de substituer aux os de l'épine, qui sont leur appui naturel, un appui artificiel tel que les corsets.

L'expérience paraît ici s'accorder exactement avec la théorie. Nous trouvons en effet que ces distorsions du dos, qu'on observe chez presque toutes les femmes de la première société, se rencontrent rarement chez l'autre sexe, qui n'a recours à aucun moyen pour soutenir l'épine dorsale; elles sont également rares chez les femmes qui n'ont jamais employé de corsets. Celles qu'on a habituées de bonne heure à porter des fardeaux sur la tête sont remarquables par la rectitude de leur épine et les belles formes de leurs épaules. Je pourrais ajouter que le cou dont rien ne gêne les mouvemens est rarement contrefait, quoique cette portion de l'épine soutienne en grande partie le poids de la tête.

Autant que j'ai pu en juger par moi-même et d'après des informations que j'ai prises, ces remarques sont aussi applicables aux habitans d'autres pays qu'à ceux de l'Irlande.

Outre les muscles longitudinaux qui servent surtout à maintenir l'épine dans une direction droite, les muscles larges qui font exécuter aux omoplates les mouvemens de rotation n'arrivent souvent pas, faute d'exercice, à leur entier développement. Il en résulte que le poids de l'extrémité supérieure tend sans cesse à la porter en bas et en avant, donnant aux épaules trop de convexité, et déterminant ainsi une projection ou une élévation constante que les côtes font subir au bord postérieur de l'omoplate.

Il me serait facile, si je ne craignais de sortir du plan de ce Mémoire, de montrer les mauvais effets produits par des obstacles extérieurs sur la forme du buste entier des femmes. Il me suffit de dire que celles qui n'ont jamais porté que de larges vêtemens sont les seules, à ma connaissance, qui possèdent les formes et les proportions des plus belles statues antiques.

Le désir de trouver un remède aux distorsions de l'épine inspire une grande confiance dans les différentes espèces de machines. L'action des bandages et des appuis artificiels paraît au premier coup d'œil de la plus grande simplicité. Cependant l'application sur le corps vivant d'une force mécanique ou d'une pression quelconque, dans le but de corriger des difformités, exige les soins les mieux dirigés, une grande prudence et la parfaite connaissance des propriétés vitales des différens tissus qui se trouvent intéressés. Cette application est trop souvent confiée au jugement de simples ouvriers qui préparent et vendent des appareils chirurgicaux, et acquièrent ainsi une sorte d'expérience qui n'est cependant basée sur aucun principe, connaissance qui est toujours dangereuse entre les mains de ceux qui ont à diriger les forces variées et compliquées du corps vivant.

Ce serait m'éloigner du plan de ce Mémoire que d'entrer dans des détails sur le mérite ou les défauts de diverses inventions mécaniques qu'on a proposées pour remédier aux difformités du tronc. Cependant le principe sur lequel il faut faire uniquement reposer la construction et l'application de ces machines, doit être d'éviter toute espèce de poids et de pression sur les parties qu'on veut redresser, autrement elles ne pourraient supporter l'action de ces mêmes machines. Les instrumens de ce genre sont tous nuisibles dès qu'ils gênent ou interrompent les mouvemens naturels des muscles. C'est par l'action musculaire que nous pouvons non seulement mouvoir notre corps, mais aussi le maintenir dans toutes les positions. On ne peut éviter d'appliquer une atelle à une jambe cassée, mais si on continuait long-temps de porter cet instrument, il rendrait à la longue la jambe inutile en détruisant l'action de ses muscles. La nature ajoute, il est vrai, quelquefois une force élastique à la force musculaire, dans le but d'aider et de soulager cette dernière. On la reconnaît dans les ligamens élastiques de l'épine de l'homme, et mieux encore dans ceux de certains quadrupèdes dont la tête est d'un poids considérable. Si l'art pouvait reproduire cette heureuse combinaison de forces, elle serait sans doute extrêmement utile, mais on n'a rien fait de semblable jusqu'à présent.

Le mouvement mécanique et l'action vitale sont si différens par leur nature et les lois qui les régissent, qu'il est nécessaire dans le corps vivant de subordonner le premier à cette dernière. Je ne connais qu'un exemple dans la structure des animaux où la nature ait substitué l'un à l'autre. On trouve dans la cigogne à l'articulation du tibia avec le métatarse un arrangement mécanique qui permet à cet animal de se reposer sur une seule jambe sans aucun effort musculaire.

Aucune machine extérieure ne peut être placée sur le corps sans produire par elle-même une pression en quelque endroit. On peut facilement le démontrer par les bandages qui servent à reporter les épaules en arrière et, comme on le suppose mal à propos, à ouvrir la poitrine.

L'effet permanent de ces instrumens est toujours nuisible, car en ne mettant pas en activité les muscles de l'épaule, on risque de les affaiblir, on diminue la convexité des côtes supérieures qui est si nécessaire à la respiration et à l'expansion de la poitrine, et on déjette en avant la partie antérieure des côtes et le sternum, ce qui donne à la poitrine la forme connue sous le nom de poitrine de poule (*hen breasted*).

J'ai vu plusieurs cas dans lesquels cette compression latérale de la poitrine a eu chez de jeunes femmes les plus funestes conséquences; ainsi on voit très-fréquemment de la gêne dans la respiration, une altération sensible dans les fonctions de la peau, les forces de la digestion diminuées et une grande maigreur, chez des personnes qui avaient joui jusqu'alors d'une bonne santé.

Quand il est nécessaire de soulager l'épine dorsale du poids des parties supérieures du corps et de la tête, jusqu'à ce qu'un traitement médical lui ait rendu les forces suf--fisantes, je préfère à toute espèce de machines ou de bandages inventés jusqu'à présent le repos sur une surface plate, ou, ce qui est préférable, sur un plan légèrement incliné. Je crois néanmoins qu'on ne comprend pas toujours quelle doit être la position horizontale du corps, et qu'on l'exagère quelquefois. Il n'y a aucune nécessité, ce me semble, à recommander le repos complet, comme il est d'usage de le faire ; au contraire, on doit plutôt encourager le malade à exercer les muscles de l'épine, en faisant mouvoir à son gré ses jambes et ses bras. Dans ce but, une large plate-forme rembourrée de laine, où un matelas sur lequel les enfans peuvent avoir leurs jouets et leurs amusemens, est préférable à un sofa, ou à un simple plancher, comme on le fait le plus souvent (1).

On a souvent recours à la position horizontale, comme étant le seul moyen de guérir ou de prévenir les courbures de l'épine. Dans plusieurs célèbres maisons d'éducation de Londres on emploie ce moyen indistinctement pour toutes les espèces et tous les degrés de distorsion, et dans quelques pensionnats les jeunes filles sont toutes obligées chaque jour, pendant un certain nombre d'heures, de faire leurs leçons étant couchées sur le dos, et cela dans le but de prévenir toute difformité. Il me paraît plus qu'inutile de contraindre les jeunes filles qui jouissent d'une bonne santé à se tenir dans la position horizontale ; cependant on ne saurait user de trop de précautions pour empêcher les enfans de s'appuyer constamment sur un seul côté lorsqu'ils écrivent, dessinent, etc.,

(1) Je n'applique point ces observations aux courbures provenant de la carie et de l'ulcération des vertèbres, et mon intention n'est pas de considérer cette maladie en ce moment, comme il n'y a point de différence d'opinion entre les médecins à l'égard du traitement, qui consiste surtout dans le repos et les stimulans extérieurs.

surtout s'ils sont faibles, ou qu'ils semblent adopter cette position de préférence à une autre (1).

On ne doit jamais perdre de vue les avantages qui résultent de l'exercice des muscles de l'épine dans différentes positions du corps, afin de prévenir ou de guérir les courbures, surtout toutes les fois qu'on peut sans inconvénient maintenir le corps dans la situation droite. Quelquefois, quand la courbure n'était que légère, que les personnes étaient très-jeunes, et jouissaient d'une bonne santé, j'ai réussi à leur rendre la forme naturelle simplement en les délivrant des corsets, des bandages qui les gênaient, et en leur permettant l'exercice autant qu'elles en pouvaient prendre sans se fatiguer.

Un des meilleurs moyens de rendre à l'épine sa forme naturelle est de balancer sur la tête un objet léger. Les jeunes personnes adoptent bien vite cet exercice comme un amusement. Dans quelques cas où la courbure de l'épine n'était pas accompagnée du ramollissement des os, j'ai essayé avec beaucoup de succès d'exercer les muscles du dos en faisant porter d'abord quelques instans un sac de sable sur la tête, et en permettant, dans les intervalles de repos, de reprendre la position horizontale; à mesure que la force augmentait, on répétait cet exercice plus fréquemment, et on le continuait pendant un plus long espace de temps.

(1) Il arrive quelquefois que le corps d'ouvriers robustes prend une inclinaison latérale, et que l'omoplate se déjette en dehors parce qu'ils se servent presque exclusivement d'une seule main pour travailler. J'ai observé dans ce cas que l'épaule qui est la moins exercée est précisément celle qui se porte en dehors, tandis que l'autre est ordinairement très-bien conformée ; ce fait vient à l'appui des principes que j'ai émis dans ce Mémoire, et montre combien il importe d'enseigner aux jeunes personnes à se servir également des deux mains.

J'ai de fortes raisons de croire que ce traitement, lors-qu'on l'emploie avec prudence, peut être toujours utile dans des cas de courbure qui résultent d'un état de faiblesse, et, si on le mettait en pratique avec assiduité pendant l'enfance, je suis persuadé que ce serait le meilleur moyen de prévenir les distorsions.

Lorsque les épaules présentent simplement une forme ronde et proéminente, les moyens les plus efficaces pour y remédier sont de sauter à la corde, et de faire usage des *dumb bells* (cloches muettes) (1). L'action de mouvoir ces instrumens en arrière est surtout utile aux muscles plats situés entre les omoplates et l'épine.

Je finirai en observant que, dans tous les cas où la cour-bure de l'épine due au ramollissement des os est à craindre ou existe déjà, on doit faire tous ses efforts pour améliorer la santé de la personne et lui donner de la force, en ayant recours à un air plus pur, à des médicamens toniques et aux bains froids; autrement le repos et toute espèce de machines seront inutiles et l'exercice dangereux.

Certaines situations géographiques semblent favoriser beaucoup plus que d'autres cette disposition aux courbures de l'épine; on la trouve très-fréquemment dans certains districts d'Angleterre et de Hollande. Dans le voisinage de Leyden

(1) Les *dumb bells* sont des instrumens de fer ou de plomb formés de deux parties coniques réunies au moyen d'un cylindre de même métal long de quatre ou cinq pouces environ; le tout est recouvert de peau; leur poids est plus ou moins considérable suivant la force ou l'âge des individus. On se sert de ces instrumens pour faire faire aux bras des mouvemens de rotation en arrière; c'est un exercice très-usité en Angleterre: pendant un long séjour dans ce pays, j'en ai vu retirer les meilleurs effets, et il mériterait, par ses avantages, d'être plus souvent mis en usage sur le continent. (*Note du Traducteur.*)

j'ai observé qu'il existe une grande difformité de l'épine chez presque toutes les femmes, et même fréquemment chez les hommes. Les lieux bas et humides sembleraient avoir une influence particulière sur le ramollissement des os.

.A l'égard des médicamens, on sait en général que les préparations de fer sont les meilleurs toniques dans cette maladie. Quant à l'emploi du bain froid, j'ai presque toujours parfaitement réussi en m'en servant sous forme d'affusion, non seulement dans les cas de faiblesse de l'épine, mais toutes les fois que j'avais pour objet de redonner de la force ou d'augmenter l'activité de la circulation. J'ai aussi employé l'affusion d'eau tiède avec un succès marqué toutes les fois que la saison ou d'autres circonstances n'eussent pas permis de verser de l'eau froide sur le corps sans produire une secousse trop considérable.

Si la personne est jeune, et si la courbure n'existe que depuis peu de temps, quelque grande que soit la difformité, on ne doit pas désespérer d'un rétablissement parfait. Tant que le corps grandit, toutes ses parties ont une forte tendance à reprendre leur forme et leur emploi déterminé quand les circonstances sont favorables, et que les mouvemens du système vasculaire annoncent de la vigueur et de la santé. Ainsi nous voyons les os qui ont été fracturés ou disloqués chez de jeunes personnes revenir rapidement à leur forme et à leur situation primitive. La réduction graduelle et la forme des tissus osseux dans la nécrose appartiennent aussi à cette même loi de l'économie animale.